Docteur Henri MARQUÈS

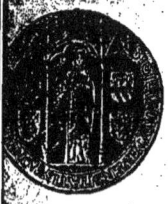

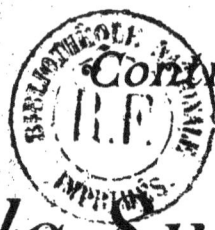

Contribution à l'étude

des résultats de

la Sympathicectomie

dans les cas

de Goitre exophtalmique

MONTPELLIER

GUSTAVE FIRMIN ET MONTANE.

CONTRIBUTION A L'ÉTUDE

DES RÉSULTATS DE

LA SYMPATHICECTOMIE

DANS LES CAS DE GOITRE EXOPHTALMIQUE

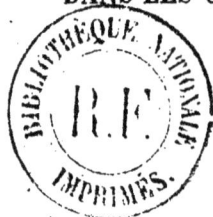

PAR

Henri MARQUÈS

DOCTEUR EN MÉDECINE

LAURÉAT DE LA FACULTÉ (PRIX DE FIN D'ANNÉE, CONCOURS 1899)

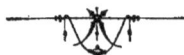

MONTPELLIER

G. FIRMIN ET MONTANE, IMPRIMEURS DE L'UNIVERSITÉ

Rue Ferdinand-Fabre et Quai du Verdanson

1901

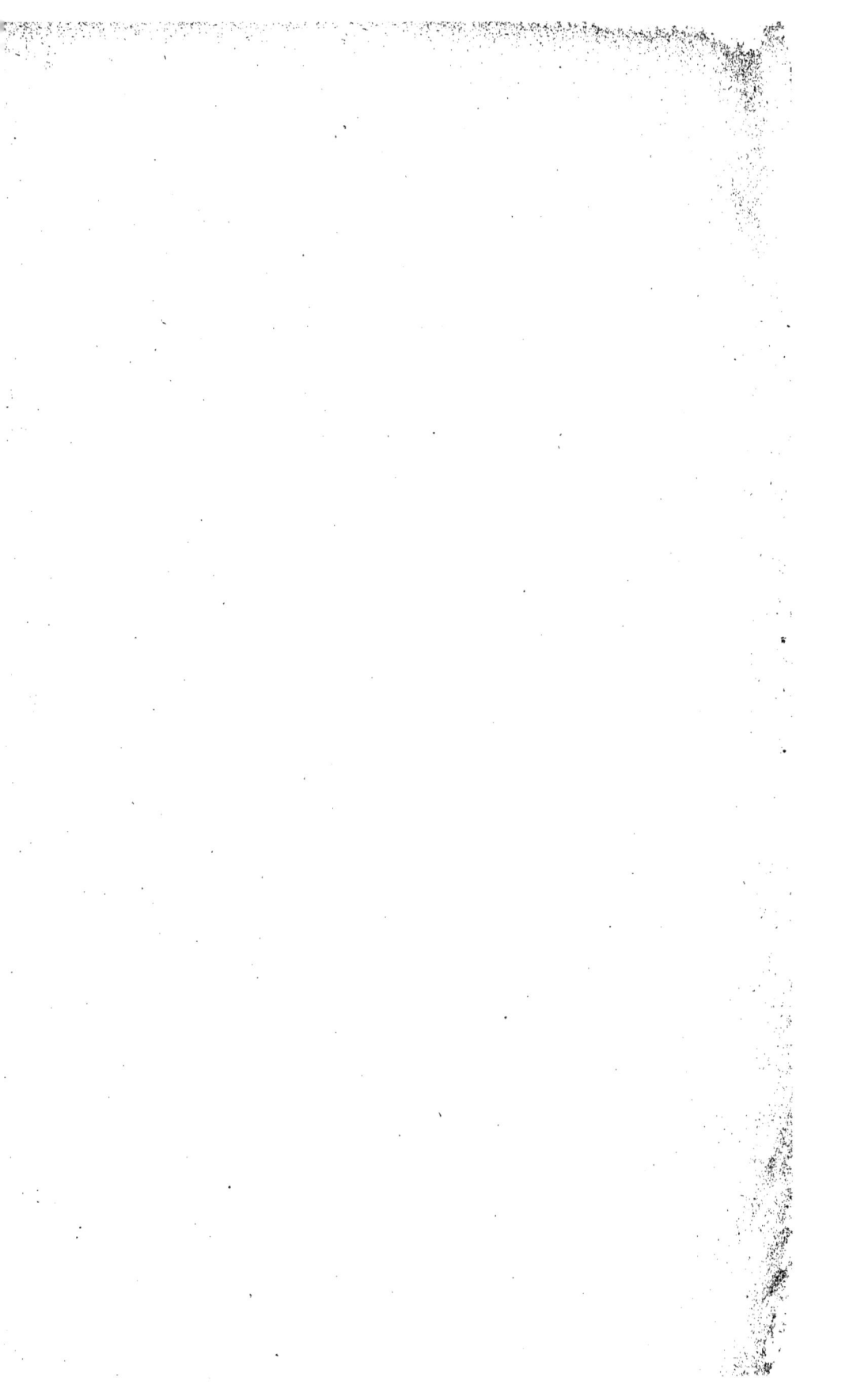

A MON FRÈRE

A TOUS MES PARENTS

H. MARQUÈS

MEIS ET AMICIS

H. MARQUÈS

AVANT-PROPOS

Sur le point de terminer nos études, nous sommes heureux de pouvoir adresser l'expression de notre gratitude à tous ceux de nos Maîtres qui, pendant notre séjour à la Faculté de Montpellier, ont bien voulu nous prodiguer leur science et leur dévouement.

M. le professeur Forgue a accepté la présidence de notre thèse ; nous le remercions profondément de l'honneur qu'il nous fait. Nous lui devons toute notre reconnaissance pour l'intérêt et la bienveillance qu'il n'a cessé de nous témoigner. Son enseignement si simple et si instructif, ses précieux conseils, ne nous ont jamais fait défaut, et sa bonté a été jusqu'à nous guider dans l'exécution de ce travail, entrepris du reste sur ses conseils.

M. le professeur Hédon a droit à nos plus sincères remerciements. Qu'il soit assuré que nous sentons tout le prix de l'honneur qu'il nous fait en faisant partie de notre jury.

Dans le service de M. le professeur Grasset, nous avons puisé la plus grande partie de nos connaissances médicales. Le souvenir de ses leçons magistrales, joint aux conseils de son expérience, nous sera d'un précieux concours dans notre pratique journalière.

Que M. le professeur-agrégé Rauzier veuille bien accepter l'expression de toute notre reconnaissance. Durant cinq ans, nous avons suivi assidûment ses intéressantes et instructives consultations cliniques, nous quittons la Faculté emportant de lui le meilleur souvenir.

Merci aussi à M. le professeur-agrégé de Rouville, dont l'affabilité est bien connue de tous.

M. le professeur-agrégé Mouret sait tout ce que nous lui devons ; nous ne pouvons lui exprimer notre reconnaissance aussi fortement que nous la ressentons.

Merci à tous nos Maîtres de la Faculté, et à tous ceux de nos camarades qui nous ont témoigné de la sympathie.

INTRODUCTION

Depuis que Jaboulay publia, dans le *Lyon médical* du 22 mars 1886, son premier cas de goitre exophtalmique traité avec succès par la section du sympathique cervical, les observations se sont multipliées.

L'exemple de Jaboulay fut suivi de près par Jonnesco, qui, jugeant la section du sympathique cervical insuffisante, fit la résection du ganglion cervical supérieur et du ganglion moyen, ainsi que celle du cordon nerveux intermédiaire.

En octobre 1896, cet opérateur présenta au Congrès de chirurgie deux nouvelles observations de ce mode de traitement. Soulié alla plus loin encore, et, le 17 avril 1897, il pratiqua la résection complète des deux sympathiques cervicaux, depuis le ganglion supérieur jusques et y compris le ganglion inférieur. Jonnesco se déclara partisan de cette résection totale. Dès lors, l'élan était donné, et un certain nombre de chirurgiens se lancèrent dans cette voie (Gérard Marchant, Faure et Reclus, Schwartz, etc.).

En suivant la clinique chirurgicale de M. le professeur Forgue, nous eûmes l'occasion d'assister à la première sympathicectomie pour goitre exophtalmique faite à Montpellier.

Il s'agissait d'un cas très grave de maladie de Basedow (exophtalmie énorme, tachycardie intense, état général très mauvais) ; l'opération ne donna qu'une amélioration passagère; elle aboutit à un échec thérapeutique complet. C'est cette observation qui fut le point de départ de notre travail.

Voici donc un cas typique de maladie de Basedow, opéré suivant les règles d'une asepsie parfaite, et d'après le procédé généralement adopté aujourd'hui ; le sympathique étant véritablement réséqué et non simplemenl coupé des deux côtés, avec suites opératoires vraiment idéales et, cependant, les résultats définitifs de cette intervention restent absolument nuls.

Voilà qui est bien fait pour étonner, si l'on songe aux nombreuses raisons qui militent en faveur de la sympathicectomie, soit que l'on s'adresse simplement à la clinique, soit qu'on envisage les merveilleux résultats donnés dans ces dernières années par l'étude anatomo-physiologique et l'expérimentation, et qui, tous, semblent clairement démontrer le rôle prépondérant du sympathique dans la pathogénie du goitre exophtalmique.

Aussi, nous sommes-nous demandé si de pareils insuccès étaient fréquents avec la sympathicectomie, et nous avons aussitôt cherché dans la littérature médicale toutes les observations que nous avons pu recueillir ; nous les avons réunies en un faisceau, classées de notre mieux au point de vue de leurs résultats, et c'est ce travail d'analyse statistique que nous avons l'honneur de présenter aujourd'hui.

Certes, depuis que la sympathicectomie a été appliquée au traitement de la maladie de Basedow ; les travaux, brochures, mémoires, thèses, ouvrages de longue haleine n'ont pas manqué sur ce sujet. Les nombreuses théories pathogéniques, les discussions de toutes sortes, le manuel opératoire et jusqu'aux résultats ont fourni ample matière à de nombreuses publications, et nous paraîtrons peut-être un peu osé de venir, après tant de Maîtres, écrire encore sur ce sujet.

Il nous a cependant paru qu'on pouvait envisager la question d'une façon un peu spéciale et que nous n'avons retrouvée nulle part : nous voulons dire que, puisque l'intervention sur le sympathique cervical est commandée par la similitude que l'on voit entre les principaux symptômes de cette affection et le tableau offert par une excitation intense de ce nerf, il serait intéressant de considérer les résultats de l'opération sur chaque symptôme, dans chacun des cas, et dans toute la série des observations connues. Nous aurions ainsi l'effet produit par la sympathicectomie sur chacun de ces symptômes, et peut-être les résultats donnés par cette étude pourront-ils servir plus tard à quelqu'un dans un travail plus complet sur la question.

Nous ne toucherons pas au manuel opératoire ; il est suffisamment connu. (Jaboulay, Jonnesco, Herbet, etc. .)

Quant aux théories pathogéniques, nous n'avons nullement à nous en occuper, ne cherchant ni les indications ni les contre-indications à l'opération, mais bien un simple résumé statistique des résultats fournis.

Et d'ailleurs, que pourrions-dire après les nombreuses publications déjà faites ? Nous n'aurions pas la ridicule prétention de réviser des travaux comme ceux de Cl. Bernard, et surtout ceux de François Franck, auxquels il semble bien aujourd'hui qu'il n'y a rien à ajouter.

Il est trois points sur lesquels nous devons attirer l'attention Et tout d'abord, au cours de cette étude, nous employons constamment le mot sympathicectomie, l'appliquant tantôt à une véritable résection de l'organe (sympathicectomie des auteurs) tantôt à une simple section du nerf (sympathicotomie de Jaboulay). Qu'on ne nous en fasse pas un grief, car si nous eussions voulu faire cette distinction, elle nous eût été quelquefois fort difficile. Dans un certain nombre d'observations, en effet, le détail opératoire n'est pas mentionné et dans un travail de statistique comme le nôtre, on doit forcément voir les choses d'un peu haut.

A un second point de vue, nous avons été obligé d'aller à l'encontre d'un de nos désirs les plus chers ; nous aurions voulu faire une distinction bien nette entre les cas typiques de maladie de Basedow et les simples goitres, basedowifiés. Mais la chose nous est encore impossible : dans un grand nombre de cas, les malades n'ont été connus des opérateurs qu'à une période très avancée et, soit pour une cause, soit pour une autre, ceux-ci négligent de nous fixer sur ce sujet. Force nous est donc d'englober le tout.

Enfin, il est une série de symptômes très variables suivant les cas, classés généralement dans les observations sous la rubrique d'état général, et sur le détail desquels nous aurions voulu pouvoir insister. Là se trouvent confondus des troubles musculaires, des troubles psychiques, des troubles digestifs, des troubles génitaux, des troubles respiratoires, des altérations cutanées, des troubles sensoriels, etc., etc...

Et, tandis qu'à l'entrée du malade, l'observation insiste complaisamment sur tous ces détails, une fois l'opération faite, il est rare, au contraire, dc trouver mention de l'effet du traitetement sur toute cette symptomatologie. Ces remarques une fois faites, pour éviter certaines critiques qu'on aurait pu nous adresser, nous pouvons, dès maintenant, donner le plan de notre travail, dont le but est déjà connu.

Nous donnons, en tête de cette thèse, l'observation détaillée de la malade opérée par M. le professeur Forgue.

Le nombre des observations connues de sympathicectomie dans le goitre exophtalmique, n'est déjà pas si grand et l'observation de notre Maître constitue à elle seule le point le plus intéressant de notre travail.

Dans une deuxième partie, pour éviter la fastidieuse répétition de 41 observations, en entier ou même résumées, suivant en cela les précieux conseils de M. le professeur Forgue, nous avons colligé et classé nos 41 cas dans un tableau où nous avons tâché de mettre en relief les points particuliers qui nous intéressent. C'est ainsi que, dans une colonne, nous indiquons les symptômes avant l'opération, en les résumant et ne donnant que les points saillants, et, dans trois autres colonnes, nous inscrivons les modifications apportées à cette symptomatologie par l'intervention : 1° peu après l'opération ; 2° quelque temps après l'opération, et enfin 3° à longue distance.

Dans une troisième partie, nous avons repris et exposé, en les rapprochant de notre mieux, les résultats que fait connaître ce tableau.

Et enfin, dans une quatrième partie, nous avons émis quelques conclusions.

Nous nous déclarerons satisfait et récompensé de nos efforts, si, dans ce travail sans prétentions, nous avons fait clairement apparaître les résultats obtenus par les Maîtres de la chirurgie et si l'on veut bien approuver [les conclusions que nous avons cru pouvoir tirer de cette étude en toute impartialité, sans mauvaise foi ni parti pris.

CONTRIBUTION A L'ÉTUDE

DES RÉSULTATS DE

LA SYMPATHICECTOMIE

DANS LES CAS DE GOITRE EXOPHTALMIQUE

I

OBSERVATION INÉDITE

(Due à l'obligeance de M. le professeur Forgue)

Résection partielle bilatérale du sympathique cervical pour goitre exophtalmique

Mlle C.... (Marie), âgée de 35 ans.

Les antécédents héréditaires sont sans intérêt. Le père est mort à 56 ans d'une hémorragie cérébrale ; la mère et un frère sont vivants et bien portants.

La malade est une nerveuse, facilement impressionable, mais dont le dossier pathologique ne comporte aucun antécédent digne de remarque.

L'affection actuelle a débuté pendant la convalescence d'une grippe dont la malade fut atteinte en décembre 1899 ; vers la fin de ce mois, Mlle C... s'aperçut que ses yeux tendaient à sortir de l'orbite ; dès cette époque, elle remarqua de la faiblesse des jambes avec tremblement ; le goitre semble n'être apparu ou, du moins, n'avoir été remarqué qu'en mars 1900.

Au commencement du mois de juillet 1900, l'exophtalmie s'était très accentuée et se compliquait de larmoiement continu. C'est à cette époque que M. le professeur Forgue eut l'occasion de l'observer.

La malade présentait une exophtalmie bilatérale considérable : l'œil regardant directement en avant, on constate que la sclérotique est découverte en haut et en bas sur une étendue de 12 millimètres environ.

Le signe de Stelwag existe ; par suite de la propulsion en avant du globe oculaire, la fente palpébrale est élargie.

Le signe de de Grœfe est aussi noté : quand on fait suivre à la malade un objet haut situé d'abord, puis se déplaçant de haut en bas, les mouvements du globe oculaire sont normaux et s'effectuent de haut en bas ; mais, pendant ces mouvements, la *paupière supérieure reste immobile,* ne s'abaisse pas. — Si on commande à la malade de fermer les paupières sans efforts, l'occlusion de la fente palpébrale n'est pas complète ; il y a un *lagophtalmos* de 2 millimètres, lagophtalmos que la malade peut faire disparaître, pour un moment, par un effort de contraction. Il n'y a pas d'anesthésie cornéenne ; il y a plutôt de la photophobie et du blépharospasme. Il existe un larmoiement continu. — Pas d'inégalité pupillaire, ni myosis, ni mydriase. — L'acuité visuelle est : pour l'œil droit, de 3/50, ramenée après correction (— 10 dioptries) à 0,3 ; pour l'œil gauche, de 2/50, ramenée après correction (— 11 dioptries) à 0,2. — L'examen ophtalmoscopique ne montre rien

d'anormal dans le fond de l'œil : pas de staphylome posté-
rieur ; à noter, une tendance à de la dilatation des artères,
dont le volume égale celui des veines.

A la partie moyenne du cou, du côté droit, existe un
goitre du volume du poing. Cette tumeur, qui suit le
larynx dans ses mouvements d'élévation et d'abaissement
et dont la consistance est molle, est abordée par des artères thyroïdiennes flexueuses et dilatées ; cette dilatation
porte surtout sur la thyroïdienne inférieure qui a le calibre
d'une humérale d'adulte. La tumeur est animée de batte-
ments synchrones aux pulsations cardiaques. L'auscul-
tation permet d'y percevoir un souffle continu à renforce-
ments systoliques, qui se retrouve, à quelque distance de la
tumeur, sur le trajet des deux artères thyroïdiennes dilatées.

Dans les jours qui précèdent l'opération, le pouls se
tient en général à 160.

L'état d'excitation nerveuse est considérable ; la malade
pleure, a de l'insomnie, du tremblement, surtout marqué
au niveau des mains ; elle a considérablement maigri
depuis quelque temps. Elle demande une intervention.

L'opération est pratiquée le 7 juillet. L'anesthésie est
faite au chloroforme. Sur le côté gauche du cou, l'incision
est conduite sur le bord antérieur du sterno-cléido-mas-
toïdien, depuis l'apophyse mastoïde jusqu'à un travers de
doigt au-dessus de la clavicule. Le muscle sterno-mastoï-
dien étant dégagé, deux écarteurs de Farabeuf le réclinent
en arrière et en dehors à chacune de ses extrémités. Un
écarteur accroche, vers la partie moyenne de l'incision,
les vaisseaux du cou et les attire en dedans et en avant.
On cherche le tronc sympathique dans l'épaisseur de la
paroi postérieure de la gaine des vaisseaux du cou, il ne s'y

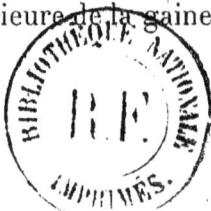

2

trouve pas. On le reconnaît et on le dégage d'un coup de
sonde cannelée dans l'épaisseur de l'aponévrose prévertébrale. Le tronc sympathique est saisi avec une pince à
dents, et, à coups de sonde cannelée, on le sépare du tissu
cellulaire, en remontant de bas en haut, peu à peu, jusqu'au ganglion cervical supérieur.

L'extrémité inférieure de ce ganglion étant prise dans
une pince de Kocher, on le dégage, sur sa face antérieure,
de la jugulaire du pneumogastrique et de la carotide ; cette
manœuvre est facilitée par le passage de l'index droit
refoulant les parties autour du ganglion, jusque vers la
base du crâne. Cette libération une fois achevée, on sec-
tionne avec une paire de ciseaux courbes et mousses les
branches efférentes et afférentes du ganglion et on coupe
le cordon le plus haut possible. Pratiquant sur le cordon
sympathique, ainsi libéré par en haut, une traction conti-
nue, on poursuit ce dégagement en bas : il n'existe pas
de ganglion cervical moyen ; on se borne à dégager des
filets qui se dirigent vers l'artère thyroïdienne inférieure,
à les sectionner, et on coupe le cordon sympathique à un
travers de doigt environ au-dessus de l'artère thyroïdienne
inférieure : comme la malade, en raison de sa tachycardie
intense, présente une anesthésie inquiétante, on se borne
à cette résection unilatérale comprenant donc le cordon
sympathique du côté gauche, depuis le ganglion supérieur
y compris jusqu'aux filets qui représentent le ganglion
moyen.

Les suites opératoires de cette première intervention
ont été aseptiques et simples. Le thermomètre s'est tenu
constamment entre 37° et 37°,5, sauf le second soir, où il
est monté à 38°.

Les modifications du côté du pouls ont été soigneusement enregistrées.

Le soir de l'opération, à 2 heures, il était à 152, à 5 heures à 148, à 8 heures à 140 et, à 1 heure du matin, il tombait à 120. Le lendemain, à 8 heures du matin, il était à 140, à 7 heures du soir à 142. Dès le troisième jour, le pouls descendait à 126 à 9 heures du matin, à 116 à 5 heures du soir. Dès lors, pendant 12 jours, c'est-à-dire jusqu'à la sortie de la malade, nous voyons le pouls, qui, avant l'opération, était aux environs de 160, osciller entre 120 et 126 pulsations.

Dès le lendemain, du côté opéré, l'exophtalmie était moins considérable que du côté droit et nous notions un léger myosis.

Mais cette diminution de l'exorbitisme ne s'est point manifestée au degré que nous attendions et ne s'est point sensiblement accentuée dans les jours qui ont suivi. — Ce qui a été surtout évident, c'est l'apaisement nerveux qui a été noté dans les quinze jours suivant l'opération ; la malade reposait la nuit, avait perdu ses inquiétudes, et une photographie faite à ce moment donne bien l'expression de cette accalmie.

Malheureusement, ce calme ne s'est point maintenu longtemps. Dès les premiers jours de septembre, la malade écrivait au professeur Forgue que les symptômes d'excitation nerveuse et d'accélération du pouls se reproduisaient, et en effet, le 13 septembre, on notait que la tachycardie était revenue à 150 et qu'aucune différence dans l'exophtalmie ne pouvait être notée du côté opéré.

Dans les premiers jours de novembre, la situation s'étant encore aggravée, la malade se décide à revenir à l'hôpital pour y subir la résection du sympathique droit.

A ce moment, la tachycardie avait atteint un degré particulièrement intense. Le pouls battait d'une façon presque constante à 160, avec à peine une diminution de 4 à 6 pulsations pour le matin.

L'examen du fond de l'œil ne révélait aucune différence notable dans la circulation du côté opéré et du côté droit; les deux fonds d'œil étaient également congestionnés.

L'opération fut faite le 9 novembre. Elle fut rendue plus difficile par la présence du goitre vasculaire et par les hémorragies, qui, malgré tous les soins d'hémostase, infiltrèrent les espaces conjonctifs de la région, et rendirent malaisées la reconnaissance et la découverte du tronc sympathique, situé, de ce côté aussi, dans l'épaisseur de l'aponévrose prévertébrale.

La tachycardie intense contribua à donner quelques alertes d'anesthésie qui forcèrent, étant donné la faiblesse du myocarde et le peu de résistance de la malade, à accélérer l'exécution de l'opération. Le tronc sympathique cervical fut donc rapidement libéré, mais l'on ne put pousser aussi haut que du côté gauche l'excision du ganglion cervical supérieur. D'autre part, la présence de la tumeur gêna le dégagement, par en bas, du tronc sympathique ; ici encore, le ganglion moyen était absent, il fallut exciser une série de filets qui, émanant du tronc, se portaient vers l'artère thyroïdienne, énormément dilatée. Mais on dut renoncer, en raison de l'état de la malade, et malgré le plan opératoire qu'on s'était tracé, à découvrir et à exciser le ganglion cervical inférieur. — Dans cette opération, le tronc sympathique avait été excisé moins haut que du côté gauche, mais plus bas que de ce côté.

Aussi le ralentissement du cœur post-opératoire a-t-il été beaucoup plus marqué que dans la première opération.

Dès le lendemain, le pouls était à 120 le matin, à 130 le soir. Et, après une petite poussée accélératrice qui s'est faite au troisième jour (136 puls. le soir), le pouls est descendu dès le cinquième jour à 106 pulsations et s'est tenu entre 104 et 116 pendant une douzaine de jours. En même temps, s'observait une accalmie nerveuse tout à fait rassurante : le sommeil était revenu, la malade était confiante et calme, l'appétit était réveillé et la nutrition générale s'améliorait ; du côté de l'exorbitisme, on n'a noté qu'une légère diminution.

Mais cet apaisement a été encore transitoire. Quinze jours après l'opération, le pouls remontait à 140 ; l'inquiétude nerveuse reparaissait, et la malade, qui était repartie chez elle, écrivait, à la date du 23 janvier, que sa situation était à peu près revenue aux conditions antérieures à l'opération. En effet, M. le professeur Forgue, qui la revoyait, constatait une tachycardie oscillant entre 154 et 160, un exorbitisme aussi accentué qu'avant les deux interventions et une même excitation nerveuse.

II

TABLEAU

N° d'ordre	AUTEURS	SYMPTOMES	Date et nature de l'opération	Résultats immédiats dans les quelques jours qui suivent l'opération	Résultats éloignés	Résultats très éloignés	Observations
1	Jaboulay	Exophtalmie très accentuée. Goitre. Palpitations. Tremblement.	Janvier 1896 Section bilatérale.	Diminution de l'exophtalmie et du tremblement Le cou ne grossit plus	Quelques mois après : Yeux restés un peu gros. Plus de grosseur du cou. Plus de palpitations. Pouls assez rapide Tremblement disparu.	1 an 1/2 après en août 1897 : Tous les symptômes de goitre exophtalmique ont disparu.	Guérison.
2	Jaboulay	Exophtalmie bilatérale très accusée. Goitre volumineux. Pouls à 104. Tremblement généralisé. Insomnie, agitation.	Mars 1896 Section bilatérale.	Exophtalmie diminuée. Tremblement à peu près nul. Au bout de 15 jours : La tachycardie, qui avait diminué, reparaît aussi forte qu'avant l'opération.	Quelques mois après : Exophtalmie légère. Cou de volume normal Tremblement léger. Cardiopathie avec phénomènes asystoliques	Mort 1 an 1/2 après l'opération de néphrite parenchymateuse.	Amélioration. Persistance de l'exophtalmie et du tremblement atténués.
3	Jaboulay	Exophtalmie très-prononcée. Goitre ; tour de cou, 40 c. Pouls à 152. Palpitations. Tremblement peu accentué. Grande émotivité.	30 juin 1896 Section bilatérale.	8 jours après : Exophtalmie diminuée. Tour de cou à 37c. 1/2. Pouls à 100. Le tremblement a disparu.	1 mois après en juillet 1896 : Exophtalmie ⎫ disparus. Tachycardie ⎬ Tremblement ⎭ Goitre diminué. Plus de palpitations.	1 an après août 1897 : Récidive du goitre. Exophtalmie, tremblement et palpitations toujours absents. Pouls à 90.	Amélioration.

N d'ordre	AUTEURS	SYMPTOMES	Date et nature de l'opération	Résultats immédiats dans les quelques jours qui suivent l'opération	Résultats éloignés	Résultats très éloignés	Observations
4	Jonnesco	Exophtalmie. Goitre ; cou, 37 c. Pouls fréquent. Tremblement léger.	17 août 1896 Résection moins le ganglion inférieur.	Exophtalmie } dimi-Goitre } nués. Pouls à 120. Plus de tremblement.	3 mois après en octobre 1896 : Exophtalmie } dispa-Tremblement } rus. Pouls, 110. Tour de cou, 35 c.	1 an 1/2 après janvier 1898 : Exophtalmie, Tremblement, disparus Pouls à 74. Cou de volume normal, 32 1/2.	Guérison.
5	Jonnesco	Exophtalmie pro-noncée. Tour de cou, 32 c. Pouls à 110. Tremblement léger.	27 août 1896 Résection moins le ganglion inférieur.	Exophtalmie très di-minuée Pouls à 108.	2 mois après : Exophtalmie presque disparue. Tour de cou, 31 c. Tremblement disparu.	1 an 1/2 après décembre 1897 : Exophtalmie disparue. Tour de cou, 29. Pouls à 90.	Amélioration. Il persiste un peu de tachy-cardie.
6	Jaboulay	Exophtalmie très accusée. Goitre ; tour de cou, 33 c. Pouls de 100 à 110. Tremblement très accusé.	19 janv. 1897 Résection moins le ganglion inférieur.	8 jours après : Exophtalmie insigni-fiante. Tour de cou, 31 c. Pouls, 100 à 110. Tremblement presque nul.	6 mois après : Le mieux s'est main-tenu, mais le goitre a récidivé lors de la première menstrua-tion qui a eu lieu après l'opération.		Amélioration. Diminution de tous les symp-tômes, sauf de la tachycardie. Puis, récidive du goitre.

N° d'ordre	AUTEURS	SYMPTOMES	Date et nature de l'opération	Résultats immédiats dans les quelques jours qui suivent l'opération	Résultats éloignés	Résultats très éloignés	Observations
7	Jaboulay	Exophtalmie à peine marquée. Goitre volumineux, Tour de cou, 39 1/2. Tremblement.	20 janv. 1897 Ablation bilatérale du ganglion supérieur.	8 jours après : Plus de tremblement. Tour de cou, 38 c.			Mort quelques jours après de broncho-pneumonie grippale.
8	Jaboulay	Exophtalmie énorme. Pas de goitre. Pouls à 110. Palpitations. Tremblement très accusé. Surexcitation nerveuse.	27 janv. 1897 Ablation du ganglion supérieur	2 jours après : Exophtalmie très diminuée. Pouls, 110 à 120. Plus de tremblement. Calme moral et physique.	15 jours après : Le 11 février 1897 quitte le service dans l'état le plus satisfaisant.	8 mois après : Plus d'exophtalmie. Plus de palpitations. Plus de tremblement.	Amélioration.
9	Jaboulay	Exophtalmie considérable. Goitre ; tour de cou, 40 c. Pouls à 130. Tremblement.	24 mars 1897 Ablation du ganglion supérieur	8 jours après : Exophtalmie diminuée. Tour de cou, 37 c. Pouls, 98 à 100. Il persiste un noyau thyroïdien.	5 semaines après : Mort à la suite d'intervention sur le noyau thyroïdien persistant.		Il y a eu amélioration.

Nº d'ordre	AUTEURS	SYMPTOMES	Date et nature de l'opération	Résultats immédiats dans les quelques jours qui suivent l'opération	Résultats éloignés	Résultats très éloignés	Observations
10	Quénu et Chauffard	Exophtalmie très accusée. Goître petit; tour de cou, 38 c. Pouls à 110. Palpitations. Tremblement. Caractère irascible. Crises de diarrhée.	1er avril 1897 Résection moins le ganglion inférieur.	Pendant 20 jours les signes thyroïdiens et oculaires semblent s'atténuer.	1 mois après : Exophtalmie à peine modifiée. Tour de cou, 38 c. Pouls, 120. Crises de palpitations très pénibles.		Insuccès. L'amélioration n'a été que passagère. Mort 2 mois après d'empoisonnement accidentel.
11	G. Marchant	Exophtalmie très prononcée. Goître petit; tour de cou, 34 c. Pas de tachycardie. Tremblement. État général bon.	5 avril 1897 Résection bilatérale sur une longueur de 4 c.	Exophtalmie diminuée. Pouls à 80.	1 mois après : Exophtalmie presque disparue. Plus de goître.	1 an après en juin 1898 : Tous les symptômes ont disparu.	Guérison.
12	Soulié	Exophtalmie très légère. Goître assez volumineux. Pouls de 110 à 140. Tremblement intense. Palpitations incessantes.	17 avril 1897 Résection totale.	Exophtalmie diminuée. Pouls à 90. Tremblement insignifiant. Le goître est le même. Palpitations plus rares.	5 mois après : Mêmes phénomènes qu'avant l'opération, sauf pour l'exophtalmie.	On fit la thyroïdectomie, qui n'aboutit à aucun résultat.	Insuccès. L'amélioration n'a été que très passagère.

No d'ordre	AUTEURS	SYMPTOMES	Date et nature de l'opération	Résultats immédiats dans les quelques jours qui suivent l'opération	Résultats éloignés	Résultats très éloignés	Observations
13	Jaboulay	Exophtalmie. Goitre peu apparent ; tour de cou, 36 c. Pouls, 110. Tremblement.	29 mai 1897 Section unilatérale à gauche.	3 jours après : Exophtalmie diminuée. Tour de cou, 34 c. Pouls à 104. Tremblement diminué.			Il jours après : Mort. Erysipèle de la face.
14	Faure et Reclus	Exophtalmie énorme. Goitre très développé. Pouls 120 à 150. Tremblement très marqué. Etat général mauvais.	5 juin 1897 Résection bilatérale moins le ganglion inférieur.	8 jours après : Exophtalmie diminuée. Goitre diminué. Pouls à 90.	3 semaines après : Exophtalmie diminués Goitre Pouls à 144. Tremblement non modifié. Etat général légèrement amélioré.	1 an après en juin 1898 : Exoph. reparaît. Les autres symptômes persistent légèremt atténués. 3 ans après en août 1900 : Malade revue par Achard. Persistance de tous les symptômes, en plus apparition de troubles de pigmentation cutanée et d'infiltration pachydermique des membres inférieurs.	Légère amélioration, puis, 3 ans après, apparition de nouveaux troubles.

N° d'ordre	AUTEURS	SYMPTOMES	Date et nature de l'opération	Résultats immédiats dans les quelques jours qui suivent l'opération	Résultats éloignés	Résultats très éloignés	Observations
15	Cerkez et Juvara	Pas d'exophtalmie. Goitre prononcé. Pas de tachycardie. Tremblement très marqué. Vertiges. Sueurs.	30 juin 1897 Résection bilatérale moins le ganglion inférieur.	Tremblement disparu. Goitre légèrement diminué de 2 c. Phénomènes nerveux } disparus Tremblement }	Le malade n'a pas été revu.		Amélioration immédiate. Il manque le résultat tardif.
16	Jaboulay	Exophtalmie très accusée. Goitre. Pouls à 80 ; palpitations. Tremblement. Insomnie.	6 juillet 1897 Section bilatérale.	Exophtalmie diminuée. Pouls à 60. Absence de palpitations. Tremblement persiste. Insomnie disparue.	3 mois après le 15 septembre 1897 : L'amélioration s'est maintenue.		Amélioration, sauf pour le tremblement. On ne nous parle pas du goitre.
17	Jonnesco	Exophtalmie très prononcée. Goitre ; tour de cou, 38 c. 1/2. Pouls à 120. Tremblement. Caractère devenu violent.	6 juillet 1897 Résection bilatérale et totale.	Exophtalmie diminue immédiatement après l'opération. Le tremblement diminue quelques jours.	6 mois après : Plus de troubles oculaires. Tour de cou, 34 c. 1/2. Pouls, 85. Plus de tremblement. État nerveux parfait.		Amélioration. Il persiste un peu de tachycardie.

N° d'ordre	AUTEURS	SYMPTOMES	Date et nature de l'opération	Résultats immédiats dans les quelques jours qui suivent l'opération	Résultats éloignés	Résultats très éloignés	Observations
18	Jaboulay	Exophtalmie surtout à droite. Goitre. Pouls à 62 ; palpitations. Grande impressionnabilité.	28 juillet 1897 Section unilatérale à droite.	L'exophtalmie diminue Palpitations persistent	3 mois après : Absence de palpitations. Exophtalmie) dimi- Goitre) nués.		Amélioration
19	Durand	Exophtalmie légère. Goitre. Pouls variable 100 à 130. Tremblement. Agitation.	27 juillet 1897 Résection bilatérale jusqu'au ganglion moyen.	Diminution de l'exophtalmie. Pupilles se contractent. Pouls à 104-112. Agitation moins grande. Le tremblement diminue.	1 mois après : Pouls remonte à 128. Agitation reparait.	10 mois après en mai 1898 : Pas de tachycardie. Pas de tremblement. Le malade a repris son travail.	Amélioration. On ne nous parle pas du goitre.
20	Faure	Exophtalmie. Goitre ; tour de cou, 38. Pouls 80 à 100 ; palpitations Tremblement généralisé. Agitation.	3 août 1897 Résection totale à droite à gauche résection de 5 c.	20 jours après : Exophtalmie diminue ; tour de cou, 34 c. Pouls 80 à 100. État général meilleur.	3 mois après : Exophtalmie diminuée mais apparente. Goitre diminué. Plus de palpitations. Tremblement très diminué.	1 an après en juin 1898 : État resté stationnaire,	Amélioration notable.

N° d'ordre	AUTEURS	SYMPTOMES	Date et nature de l'opération	Résultats immédiats dans les quelques jours qui suivent l'opération	Résultats éloignés	Résultats très éloignés	Observations
21	G. Marchant	Exophtalmie très accentuée. Myosis. Goitre assez développé. Pouls à 100 ; palpitations. Insomnie. Agitation.	6 août 1897 Résection de 3 c.	Exophtalmie diminuée. Insomnie persistent. Agitation Légère amélioration de l'état général.	3 mois après le 20 octobre 1897 : Exophtalmie légèrement améliorée. Goitre persiste ; tour de cou, 31. Pouls à 130. Insomnie. Diarrhée. Chute des cheveux. Douleurs dans les jambes et les genoux.		Insuccès.
22	G. Marchant	Exophtalmie bilatérale très accentuée. Goitre. Tachycardie.	7 août 1897 Résection jusqu'au ganglion moyen.	Agitation. Insomnie. Délire pendant quelques jours. Le 19ᵉ jour tous les symptômes ont disparu.	Légère récidive de tous les symptômes. Ils disparaissent complètement en décembre 1898.	2 ans 1/2 après en janvier 1900 : La guérison se maintient.	Guérison.
23	Faure	Exophtalmie. Goitre. Tachycardie violente. Tremblement généralisé.	15 août 1897 Résection totale.	Mort de syncope chloroformique dans le cours de l'opération.			

N° d'ordre	AUTEURS	SYMPTOMES	Date et nature de l'opération	Résultats immédiats dans les quelques jours qui suivent l'opération	Résultats éloignés	Résultats très éloignés	Observations
24	Schwartz	Exophtalmie bilatérale. Goitre; tour de cou, 38 c. Pouls à 144. Tremblement.	2 nov. 1897 Résection de 5 c. y compris le ganglion supérieur.	20 jours après : Exophtalmie diminuée. Pouls de 106 à 112. Tour de cou, 38 c. Tremblement disparu.		1 an après en sept. 1898 : Exophtalmie au même point qu'après l'opération. Goitre légèrement diminué. Etat général meilleur.	Légère amélioration.
25	Peugniez	Exophtalmie. Goitre volumineux. Tachycardie. Pouls à 144.	20 nov. 1897 Résection totale.	Exophtalmie légèrement diminuée. Pouls à 116.	Le 20 décembre l'état général devient mauvais. L'exophtalmie aug- La tachycardie mentent	Mort de cachexie 3 mois après l'opération.	Insuccès.
26	Jonnesco	Exophtalmie très légère. Goitre volumineux; tour de cou, 42 c. Pouls, 120 à 130. Tremblement très marqué.	21 nov. 1897 Résection totale.	Exophtalmie diminuée. Pouls de 76 à 86.			Amélioration immédiate de l'exophtalmie et de la tachycardie. Il manque les résultats tardifs.

Nᵒ d'ordre	AUTEURS	SYMPTOMES	Date et nature de l'opération	Résultats immédiats dans les quelques jours qui suivent l'opération	Résultats éloignés	Résultats très éloignés	Observations
27	Jaboulay	Exophtalmie surtout à gauche. Goitre; tour de cou, 35 c. Pouls à 128 c. Amaigrissement progressif.	24 nov. 1897 Résection bilatérale de 3 c.	Exophtalmie disparaît. Amélioration générale.			Mort le 6 décembre 1897 de congestion pulmonaire.
28	Témoin	Exophtalmie prononcée. Goitre énorme. Pouls incomptable. Tremblement très marqué. Palpitations très pénibles.	Février 1898 Résection bilatérale moins le ganglion inférieur.	Exophtalmie non modifiée. Pouls plus régulier, mais aussi fréquent. Palpitations moins gênantes. Le tremblement ne fut pas modifié.	15 jours après l'opération, l'exophtalmie augmente et des troubles cardiaques survinrent qui emportèrent le malade 3 mois après.		Insuccès.
29	Schwartz	Exophtalmie. Goitre; tour de cou, 40 c. Pouls à 124. Tremblement des mains. Crises de palpitations.	26 févr. 1898 Section à droite.	2 jours après: L'exophtalmie a diminué. Le pouls est à 120.	4 mois après, le 8 juin: Exophtalmie moins prononcée à gauche. Goitre diminué; tour de cou, 38 c. Pouls à 110. Palpitations persistent.		Très légère amélioration après la 1ʳᵉ intervention. Il manque les résultats tardifs de la 2ᵉ intervention.
			22 juin 1898 Section à gauche.	Diminution de l'exoph. Pouls régulier. Le goitre a diminué.			

N° d'ordre	AUTEURS	SYMPTOMES	Date et nature de l'opération	Résultats immédiats dans les quelques jours qui suivent l'opération	Résultats éloignés	Résultats très éloignés	Observations
30	Combemale et Gaudier	Exophtalmie. Goitre volumineux ; tour de cou, 36 c. Pouls à 200. Palpitations constantes.	12 mars 1898 Résection de 7 c.	15 jours après : Exophtalmie diminuée. Pouls, 90 à 100. Goitre non modifié.	Quelque temps après : Exophtalmie diminuée. Palpitations disparues. Goitre est resté le même.		Amélioration sauf pour le goitre. Il manque les résultats tardifs.
31	Jonnesco	Exophtalmie. Pupilles dilatées. Tour de cou, 37 c. Pouls, 130. Palpitations. Tremblement. Crises de diarrhée.	12 mars 1897 Résection totale.		Les résultats obtenus sont excellents. Exophtalmie } dispa- Tremblement } rus. Tour de cou, 35 c.		Amélioration. On ne parle pas de la tachycardie.
32	G. Marchant	Exophtalmie. Pupilles dilatées. Goitre volumineux ; tour de cou, 34 c. Pouls à 96. Palpitations. Tremblement très net. Crises de diarrhée.	21 mars 1898 Résection de 3 c.	Exophtalmie } dimi- Palpitations } nuent. Le goitre est le même. État général meilleur.			Amélioration immédiate sauf pour le goitre. Il manque les résultats tardifs.

Nᵒ d'ordre	AUTEURS	SYMPTOMES	Date et nature de l'opération	Résultats immédiats dans les quelques jours qui suivent l'opération	Résultats éloignés	Résultats très éloignés	Observations
33	G. Marchant	Exophtalmie considérable. Goitre volumineux; tour de cou, 40 c. Pouls à 80. Tremblement. Insomnie. Inquiétude.	29 avril 1898 Résection de 4 c.	Quelques jours après: Exophtalmie diminuée. Pouls à 86. Sommeil calme. Tour de cou, 38 c.	2 mois après: Exophtalmie ⎰ diminués. Tremblement ⎱ Agitation disparue. Tour de cou, 38 c. Pouls à 80.		Amélioration.
34	G. Marchant	Exophtalmie très légère. Goitre volumineux; tour de cou, 37 1/2. Tremblement très net.	20 mai 1898 Résection totale.	2 jours après: Exophtalmie moindre. Agitation. Délire. Pouls, 120.			Mort 4 jours après de *delirium tremens*.
35	G. Marchant	Jeune fille atteinte de goitre exophtalmique avec crises épileptiformes		Après l'opération, l'exophtalmie a diminué, il y a de l'agitation et du délire.	20 jours après: Exophtalmie ⎰ diminués. Goitre ⎱ Plus de crises.		Amélioration les résultats tardifs manquent.

N° d'ordre	AUTEURS	SYMPTOMES	Date et nature de l'opération	Résultats immédiats dans les quelques jours qui suivent l'opération	Résultats éloignés	Résultats très éloignés	Observations
36	Jaboulay	Exophtalmie légère ; pupilles un peu dilatées. Pas de goitre. Pouls à 170. Palpitations. Tremblement.	1er août 1898 Section bilatérale au-dessus du ganglion supérieur.	8 jours après : Yeux moins gros. Pouls à 90. Tremblement très diminué. Palpitations disparues.	Sorti le 17 août considérablement amélioré		Amélioration immédiate. Pas assez de renseignements.
37	Jaboulay	Exophtalmie très marquée. Goitre volumineux ; tour de cou, 35 c. Pouls, 110 à 120. Tremblement très marqué. Irritabilité, diarrhée. Inappétence.	9 août 1898 Résection du ganglion supérieur.	8 jours après l'opération: Exophtalmie, goitre, diminués ; cou, 32. Tachycardie moindre. Pouls. 90. Tremblement diminué Etat général meilleur.			Amélioration immédiate. Il manque les résultats tardifs.
38	Jaboulay	Exophtalmie considérable. Goitre assez volumineux. Pouls à 168. Tremblement.	1er oct. 1898 Résection bilatérale du ganglion supérieur.	Exophtalmie diminuée. Pouls à 110. Tremblement persiste.			Amélioration immédiate de l'exophtalmie et de la tachycardie. Il manque les résultats tardifs.

N° d'ordre	AUTEURS	SYMPTOMES	Date et nature de l'opération	Résultats immédiats dans les quelques jours qui suivent l'opération	Résultats éloignés	Résultats très éloignés	Observations
39	Depage	Exophtalmie assez prononcée. Goitre volumineux. Pouls à 140. Agitation.	3 aout 1898 Résection bilatérale totale.	15 jours après : L'exophtalmie a beaucoup diminué, le tremblement aussi. Le pouls est à 164. Le goitre ne s'est pas modifié. L'état général est meilleur.	3 mois après : Exophtalmie) presque Tremblement) disparus Tachycardie) non modifiés. Goitre)		Amélioration de deux symptômes.
40	G. Marchant	Exophtalmie considérable. Goitre de volume moyen. Tachycardie intense. Tremblement. Crises de diarrhée.	Janvier 1899 Résection partielle bilatérale.	Après l'opération : Diminution rapide de l'exophtalmie, puis des autres symptômes.		1 an après en janvier 1900 Les yeux peuvent se fermer, la malade se considère comme guérie.	?
41	Mariani	Goitre exophtalmique.		Après l'opération : Exophtalmie) Tachycardie (dimi- Tremblement) nuèrent Goitre devint plus flasque.	7 mois après : L'amélioration persistait.		Amélioration notable.

III

ÉTUDE DES RÉSULTATS

Ce qui frappe immédiatement à la lecture des nombreuses observations, c'est l'inconstance des résultats obtenus.

Chez tel malade, on voit l'exophtalmie disparaître, le goitre diminuer, la tachycardie persister, le tremblement s'améliorer; chez tel autre, c'est le tremblement qui disparaît, l'exophtalmie qui diminue, la tachycardie et le goitre qui ne sont pas modifiés.

Toutes les combinaisons sont possibles.

Sans doute, les cas ne sont pas tous semblables ; et l'opération elle-même a varié depuis la simple section jusqu'à la résection totale du sympathique cervical ; la diversité des résultats peut s'expliquer en majeure partie par ces différences. Mais, même dans des cas à peu près semblables, où le même mode d'intervention a été appliqué, les résultats diffèrent.

Ce que l'on remarque aussi en parcourant notre tableau c'est que peu de malades ont été revus à une date très éloignée de l'opération ; de sorte qu'on ignore si vraiment les résultats obtenus sont réellement définitifs

I. — RÉSULTATS OBTENUS SUR L'EXOPHTALMIE

Le résultat immédiat le plus constant de la sympathicectomie est bien certainement la diminution de l'exophtalmie.

En effet, sauf dans un seul cas, celui de Témoin
(obs. 28), où ce symptôme n'a point été modifié, nous
trouvons mentionnée dans toutes les observations la diminution rapide de l'exophtalmie, peu de temps après l'opération. En disant dans toutes les observations, nous en
exceptons, bien entendu l'observation de Faure (obs. 23),
où le malade succomba à une syncope chloroformique dans
le cours de l'opération, et l'observation de Cerkez et
Juvara (obs. 15), où il s'agit d'un malade chez qui le
symptôme exophtalmie n'existait pas.

Dans la majorité des cas, on se contente de nous dire
que l'exophtalmie a rapidement diminué dans les quelques jours qui ont suivi l'opération. Mais, très souvent,
la diminution de l'exophtalmie a pu être constatée dès le
lendemain même de l'opération. Nous avons relevé ce fait
dans 10 observations ; l'observation de la malade opérée
par M. le professeur Forgue en est d'ailleurs un exemple,
puisque, chez cette malade, on a pu constater après la
première intervention que, « dès le lendemain, du côté
opéré, l'exophtalmie était moins considérable que du côté
droit ».

Dans d'autres cas, on a pu voir la diminution de
l'exophtalmie se produire encore plus rapidement.

Dès le soir de l'opération dans deux cas :

« Le soir, l'exophtalmie a presque complètement disparu », Jaboulay (obs. 3) ; «le soir, le malade peut fermer
» ses paupières pour la première fois depuis dix ans »,
Faure et Reclus (obs. 14) ;

ou bien même immédiatement après l'opération dans
quatre cas :

Aussitôt après l'opération, diminution notable de
l'exophtalmie », Jaboulay (obs. 1); « une heure après l'opération, la malade pouvait fermer les yeux », Jonnesco
(obs. 17) ; «immédiatement après l'opération, l'exophtalmie est moindre », G. Marchant (obs. 34); « après
l'opération, l'exophtalmie diminue», Combemale et Gaudier (obs. 30).

La diminution immédiate de l'exophtalmie est parfois
considérable ; nous ne pouvons mieux citer, comme
exemple de diminution considérable de ce symptôme, que
l'effet obtenu sur un malade opéré par Jaboulay (obs. 8).
Chez ce malade, avant l'opération, « l'exophtalmie était
énorme, l'œil gauche presque luxé. — Deux jours après
l'opération, l'exophtalmie a presque complètement disparu ».

D'après la théorie admise actuellement, qui veut que
l'exophtalmie soit due à la contraction du muscle de Mül-
ler (1); (contraction provoquée par l'excitation permanente

---

(1) Les faits physiologiques qui plaident en faveur de cette théorie ont été exposés par François Frank. Abadie lui-même s'est rallié
à cette théorie, lui qui s'était fait l'ardent défenseur d'une hypo-
thèse faisant jouer, dans la production de l'exophtalmie, le rôle
prépondérant à la vaso-dilatation du bouquet vasculaire situé en
arrière de l'œil.

des filets nerveux sympathiques que ce muscle reçoit du ganglion cervical supérieur), on n'est en droit d'attendre de bons résultats sur l'exophtalmie que lorsque le ganglion cervical supérieur est supprimé.

En fait, c'est bien dans les cas où l'on a enlevé le ganglion cervical supérieur que l'on a obtenu les meilleurs résultats sur l'exophtalmie, et, dans l'observation que nous venons de citer, Jaboulay s'était borné à l'ablation de ce ganglion. De même, dans l'observation de la malade opérée par M. le professeur Forgue, nous voyons aussi que la diminution de l'exophtalmie fut plus appréciable du côté gauche, où le ganglion cervical supérieur fut enlevé, que du côté droit où ce ganglion ne put être excisé qu'en partie.

Néanmoins, nous constatons dans trois observations (n°s 10, 12, 21) que la diminution de l'exophtalmie fut très peu marquée, bien qu'on eût pratiqué la résection du ganglion cervical snpérieur.

Il faut remarquer aussi que Jaboulay affirme avoir obtenu par la simple section du cordon sympathique, pratiquée entre le ganglion cervical supérieur et le ganglion cervical moyen, d'aussi beaux résultats sur l'exophtalmie que par la résection du ganglion supérieur, et, en effet, dans quatre observations (1, 2, 3, 16), cet auteur mentionne la diminution rapide de l'exophtalmie, bien qu'il n'ait pratiqué que la section du sympathique.

La diminution de l'exophtalmie peut, dans certains cas, s'accentuer peu à peu, et ce symptôme peut finir par disparaître ; mais, dans la majorité des cas, l'exophtalmie, bien améliorée, il est vrai, n'en persiste pas moins.

Nous ne comptons, en effet, que neuf cas dans lesquels la disparition totale de ce symptôme, au bout d'un temps plus ou moins long, soit bien établie : ce sont trois cas de Jaboulay (obs. n°ˢ 1, 3, 8) ; quatre cas de Jonnesco (obs. n°ˢ 4, 5, 17, 31) ; un cas de G. Marchant (obs. 40).

Sur ces neuf cas, sept fois le ganglion supérieur a été enlevé ; dans les deux autres cas (obs. 1, 3), on n'a pratiqué que la simple section.

Il nous a paru intéressant de rechercher quel était le degré de l'exophtalmie avant l'opération. Nous avons trouvé que, dans les neuf cas, elle était très prononcée.

La récidive de l'exophtalmie n'est pas fréquente, nous ne la notons que dans deux cas ; dans ces deux cas, l'exophtalmie avait été améliorée par l'opération, puis, elle reparut aussi forte qu'avant, trois ans après, dans le cas de Faure (obs. 14) ; trois mois après, dans le cas de M. le professeur Forgue.

Dans une observation de Peugniez (obs. 25), nous voyons qu'après avoir diminué durant un mois, l'exophtalmie augmenta et dépassa même le degré qu'elle atteignait avant l'opération.

Enfin, dans l'observation de Témoin, on lit que l'exophtalmie, qui n'avait point été modifiée par l'intervention, augmente quinze jours après l'opération.

Dans les cas où l'exophtalmie a complètement disparu, on n'a jamais noté la récidive de ce symptôme.

II. — Résultats obtenus sur le goitre

La diminution du goitre s'est produite dans un assez grand nombre de cas ; nous la voyons mentionnée dans dix-huit observations.

Cette diminution est parfois assez rapide, et nous relevons neuf cas dans lesquels on a pu la constater quelques jours après l'opération.

Voici ces neuf cas :

Nos d'Observation	Tour de cou avant l'opération	Tour de cou quelques jours après l'opération		Diminution obtenue
3	40 c.	8 jours après.	37 c. $^1/_2$	2 c. $^1/_2$
6	33	—	31	2
7	39 c. $^1/_2$	—	38	1 c. $^1/_2$
9	40 c.	—	37	3
13	36	3 —	34	2
15	. . . . . .	Quelques jours après		Goitre diminué de 2 c.
20	38 c.	20 jours après.	34 c.	4 c.
33	40	Quelques jours après.	38	2
37	35	8 jours après.	32	3

Dans cinq cas, la diminution du goitre n'a été constatée qu'à une date plus éloignée de l'opération :

Nos d'Observation	Tour de cou avant l'opération	Tour de cou quelque temps après l'opération		Diminution obtenue
4	37 c.	3 mois après.	35 c.	2 c.
5	32	2 —	31	1
17	38 c. $^1/_2$	6 —	34 c. $^1/_2$	4
29	40	4 —	38	2
31	37	Pas de date. .	35	2

Enfin, dans quatre observations (obs. 14, 18, 24, 40), on nous dit que le goitre a diminué, mais sans nous donner la mensuration du tour de cou.

La disparition du goitre à une date assez éloignée de l'opération a été observée, mais ce fait est rare et ne nous paraît bien établi que dans six observations : 2 de Jonnesco, 2 de Jaboulay et 2 de G. Marchant.

Dans les deux cas de Jonnesco, des mensurations du tour du cou permettent bien d'affirmer la disparition du goitre. Nous voyons en effet que, dans un de ces cas, (obs. 4) « avant l'opération : tour de cou, 37 centimètres ; un an et demi après l'opération : cou de volume normal ; tour de cou, à 32 cent. et demi » ; dans le deuxième cas (ob. 5), « avant l'opération : tour de cou, 32 centimètres ;

un an et demi après l'opération : tour de cou a 29 centimètres (Le malade était âgé de 16 ans) ».

Dans les deux cas de G. Marchant (obs. 11, 22), le goitre a disparu, mais on n'en donne pas la mensuration.

Dans les deux observations de Jaboulay, cet auteur ne
nous donne pas les mensurations du tour du cou, mais
il est très affirmatif sur la disparition du goitre ; nous
lisons, en effet, dans l'observation n° 1 : « Quelques mois
après, plus de grosseur du cou » ; et, dans l'observation
n° 2 : « Quelques mois après, le goitre n'existe plus, le
cou est de volume normal ».

Dans sept observations, en y comprenant celle de la
malade opérée par M. le professeur Forgue, le goitre n'a
subi aucune modification et est resté tel qu'il était avant
l'opération.

Nous n'avons pu nous procurer l'observation de Mariani ; nous n'en avons trouvé qu'un compte rendu très
résumé, dans lequel on nous dit simplement que le goitre
devint plus flasque, sans nous indiquer s'il fût modifié
dans son volume.

Enfin, dans quatre cas, on ne nous parle pas du tout de
l'effet obtenu sur le goitre. Il est vrai que, dans deux de
ces observations (obs. n° 38 et 26), il manque les résultats tardifs de l'opération ; mais, dans les deux autres cas
(obs. 16 et 19), bien qu'on ait revu les malades à une
époque assez éloignée, on ne nous dit point ce qu'il est
advenu du goitre.

Pendant deux fois, Jaboulay a vu le goitre récidiver ;
dans les deux cas, ce symptôme avait été amélioré par

l'opération. Dans un cas, le goitre reparut à la suite de
la première menstruation qui suivit l'opération (obs. 6) ;
dans l'autre cas, la récidive survint, sans cause appréciable, un an après l'opération (obs. 3).

III. — Résultats obtenus sur la tachycardie

L'effet obtenu sur la tachycardie est des plus incons-
tants.

Parfois, ce symptôme ne subit aucune modification et
le nombre des pulsations reste le même qu'avant l'opération ; nous relevons ce fait dans six observations (obs. 2,
6, 8, 20, 28, 39).

Cependant, dans l'observation 2, la tachycardie avait
légèrement diminué après l'opération ; mais, quinze jours
après, elle reparut aussi forte.

Dans quelques cas, il y a une augmentation du nombre
des pulsations ; nous en comptons 6 qui sont : 1 cas de
Quénu et Chauffard, 3 cas de G. Marchant, 1 cas de Jonnesco et 1 cas de Depage.

Dans l'observation de Quénu et Chauffard (obs. 10) :
« avant l'opération, 110 puls. ; un mois après, 120 puls. ».

Dans deux des cas de G. Marchant (obs. 11 et 33),
cette augmentation fut peu marquée, et peu de temps
après, la tachycardie disparut ou revint telle qu'elle était
avant l'opération ; dans le troisième cas (obs. 21) : « Trois
mois après l'opération, le nombre des pulsations était
de 130, alors qu'avant l'opération il n'était que de 100 ».

Dans le cas de Jonnesco (obs. 4) : « Le pouls un peu fréquent avant l'opération monta à 120 quelques jours après ». Cette augmentation ne se maintint pas, car un an après il était à 74.

Dans l'observation de Depage (obs. 39), nous voyons le pouls, qui était à 140 avant l'opération, monter, quinze jours après, à 164.

Dans un assez grand nombre de cas, on constate la diminution de la tachycardie quelques jours après l'opération.

Cette diminution est parfois considérable ; d'autrefois, elle n'est que peu marquée.

Voici quels sont ces cas :

Tableau.

N^{os} d'Observation	NOMBRE de pulsations avant l'opération	NOMBRE de pulsations après l'opération
3	152	2 jours après . . . . . 120 8 — — 100
5	110	Quelques jours après. 108 1 an 1/2 après 90
9	130	8 jours après . . . . . 98 à 100
12	110 à 140	8 jours après 90
13	110	3 jours après 104
14	120 à 150	8 jours après 90
16	80	2 jours après 60
17	110	6 mois après 85
19	100 à 130	Quelques jours après. 104 à 112
24	144	6 jours après . . . . . 102 20 jours après . . . . . 108 à 112
25	144	Quelques jours après. 116
26	120 à 130	. . . . 76 à 86
29	124	2 jours après . . . . . 120 4 mois après 110
30	200	15 jours après . . . . . 90 à 100
36	170	8 jours après 90
37	110 à 120	8 jours après 90
38	168	8 jours après 110
40 et 41	» »	La tachycardie a diminué, on n'indique pas le nombre des pulsations.
Observat. de M. Forgue	Voir dans l'observation	

La diminution de la tachycardie ne s'est pas maintenue dans les observations 12, 14, 25 et 19 ; dans ces quatre cas, elle a récidivé quelque temps après. Nous avons un bel exemple de récidive de la tachycardie dans l'observation de la malade opérée par M. le professeur Forgue : on voit, en effet, qu'après la première intervention, le pouls, qui était à 160, descendit trois jours après à 120 ; trois mois après, il était revenu à 160 ; cinq jours après la deuxième intervention, il était redescendu à 104-116, mais quinze jours après, il remontait à 140, et deux mois après, il était à 154-160.

La disparition complète de la tachycardie est rare (4 cas seulement).

Nous la trouvons mentionnée, avec le nombre des pulsations à l'appui, dans deux observations : une de Jonnesco (obs. 4), 1 an 1/2 après, pouls à 74 ; une de Jaboulay (obs. 16) : « Le pouls est à 60 ». Dans ces deux cas, la tachycardie était peu accentuée avant l'opération.

Deux fois, on nous dit simplement que la tachycardie a disparu (obs. 3 et 19) sans nous indiquer le nombre des pulsations.

Pour supprimer le plus grand nombre de filets cardiaques accélérateurs, et par conséquent agir plus efficacement sur la tachycardie, on a pratiqué la résection totale du sympathique cervical y compris le ganglion inférieur. C'est Jonnesco qui est le fervent partisan de cette résection totale. Jaboulay lui-même, qui veut que l'on respecte le ganglion inférieur, ne reconnaissait-il pas le bien fondé de cette intervention totale, quand il disait : « Pour

4

supprimer la presque totalité des fibres accélératrices du cœur, et avoir l'assurance d'abolir la tachycardie, il faudrait sectionner les branches afférentes ou efférentes de ce ganglion inférieur ».

Nous avons recherché ce qu'il est advenu de ce symptôme dans les cas où l'on a enlevé le ganglion inférieur. Cette résection totale a été pratiquée huit fois ; mais deux malades, que l'on avait ainsi opérés, ayant rapidement succombé : l'un (obs. 23) à une syncope chloroformique dans le cours de l'opération ; l'autre (obs. 34) quatre jours après à une crise de délirium tremens, on ne peut juger de l'effet obtenu sur la tachycardie par ce mode d'intervention que dans 6 cas.

Dans deux observations de Jonnesco (obs. 17, 26), le pouls, qui était à 120 avant l'opération, tomba aux environs de la normale. Dans la première de ces observations (n° 17), on ne nous indique point si cette diminution fut immédiate, on nous dit seulement que le pouls battait à 85 pulsations six mois après ; dans la deuxième observation (n° 26), la diminution de la tachycardie a bien été immédiate, mais nous ignorons si elle s'est maintenue, car nous n'avons point les résultats éloignés.

Dans un troisième cas (obs. 31), Jonnesco ne nous parle pas du résultat obtenu sur le pouls.

Dans une observation de Faure (obs. 20), le pouls ne fut pas modifié.

Dans un cas de Soulié (obs. 12) et un cas de Peugniez (obs. 25), il y eut une diminution de 20 à 30 pulsations environ ; puis, au bout de quelque temps, la tachycardie reparut aussi forte qu'avant l'opération.

Enfin, dans un cas de Depage (obs. 39), le pouls, qui,

avant l'opération, battait à 140, monta à 164 quinze jours après l'opération.

Par ce rapide aperçu, on voit que, sauf dans les deux observations de Jonnesco, la résection totale, y compris le ganglion cervical inférieur, n'a point donné les résultats qu'en avaient fait espérer ses promoteurs.

Doit-on en être surpris ? Nous ne le pensons pas.

En effet, François Frank n'a-t-il pas montré que si les ganglions supérieur et moyen émettent chacun un nerf cardiaque, la majorité des fibres cardiaques accélératrices émanent de la partie thoracique supérieure du nerf sympathique, c'est-à-dire du ganglion cervical inférieur et du premier ganglion thoracique.

Ainsi, même en enlevant le ganglion inférieur, on laisse subsister un certain nombre de filets nerveux accélérateurs du cœur.

Pour supprimer complètement la tachycardie, il faudrait pratiquer, outre la résection totale du sympathique cervical, l'ablation du ganglion premier thoracique.

Cette ablation n'a jamais été faite.

Si, d'une façon générale, la tachycardie n'a pas eu beaucoup à retirer de la sympathicectomie, il est, du moins, un phénomène cardiaque qui est le plus souvent aboli : nous voulons parler des palpitations. Nous relevons, en effet, que, dans la majorité des cas, les crises de palpitations diminuent d'intensité quelque temps après l'opération, alors même que la fréquence du pouls n'est pas modifiée. Elles finissent même par disparaître dans un assez grand nombre de cas. Cependant, dans un cas de Quénu et Chauffard (obs. 10), les crises de palpitation ne furent pas modifiées ; de même, Schwartz a vu persister les palpitations dans un cas (obs. 29).

IV. — Résultats obtenus sur le tremblement

Le tremblement semble partager avec l'exophtalmie la constance de l'amélioration.

Il est, en effet, très rare que ce symptôme ne soit pas modifié, et, sur 31 observations dans lesquelles la présence du tremblement nous est signalée, nous n'en relevons que quatre (obs. 14, 16, 28, 38) où il persista tel qu'il était avant l'opération.

Le plus souvent, ce symptôme s'atténue, et, dans la majorité des cas (nous en comptons 22), le tremblement a diminué rapidement après l'opération.

La diminution du tremblement peut s'accentuer et ce symptôme peut finir par disparaître. Sur les 22 cas dans lesquels le tremblement a bénéficié de l'intervention. nous en relevons, en effet, 11 dans lesquels l'amélioration a abouti à la guérison.

Sur ces 11 cas, 6 fois la disparition a été très rapide : on l'a vu en effet se produire :

2 jours après l'opération dans 1 cas. (obs. 8).
8 »   »   »   » 2 cas. (obs. 3, 7).
Quelques jours après »   » 2 cas. (obs. 4, 15).
15   »   »   »   » 1 cas. (obs. 20).

Dans 4 observations, la disparition du tremblement ne fut constatée qu'à une époque plus éloignée :

Quelques mois après.   (obs. 1).
2   »   »   (obs. 5).
6   »   »   (obs. 17).
10   »   »   (obs. 19).

Enfin, dans un cas, Jonnesco (obs. 31) dit que le tremblement a disparu, mais sans indiquer l'époque à laquelle il constata cette disparition.

Bien que la présence du tremblement soit signalée avant l'opération, on ne nous dit point dans 5 observations (obs. 9, 10, 26, 29, 32) quel a été l'effet obtenu sur ce symptôme.

V.— Résultats obtenus sur l'état général

Nous ne pouvons nous livrer à une étude détaillée des résultats obtenus sur chacun des symptômes dits accessoires de la maladie de Basedow.

En effet, si, dans un petit nombre d'observations, on nous dit que l'insomnie, les crises de diarrhée ont disparu, que les phénomènes n'ont plus reparu après l'opération, dans la majorité des cas, on se contente de nous indiquer le résultat obtenu sur l'état général, sans nous donner d'autres détails plus précis.

D'après la majorité des observations, l'état général est très amélioré par l'opération : « Les malades sont plus

calmes, l'appétit revient, ils reprennent, quelque temps
après, leur travail accoutumé sans fatigue d'aucune
sorte ».

Cependant, dans quelques cas, l'état général n'a point
été amélioré ou, du moins, s'il y a eu une certaine amélioration, elle n'a été que très passagère.

Ce sont :

> 1 cas de Quénu et Chauffard (obs. 10).
> 1 cas de Soulié (obs. 12)
> 1 cas de G. Marchant (obs. 21)

et enfin le cas de M. le professeur Forgue.

Dans deux observations : l'une de Peugniez (obs. 25),
l'autre de Témoin (obs. 28), l'état général, au lieu de
s'améliorer, s'aggrava peu de temps après l'opération.

Il nous a paru intéressant de signaler, car ce fait est
unique, les troubles de pigmentation cutanée et l'infiltra-
tion pachydermique des membres inférieurs survenus
trois ans après l'opération, chez une malade de Faure et
Reclus (obs. 14).

IV

CONCLUSIONS

1° Les résultats obtenus par la sympathicectomie dans les cas de goitre exophtalmique ne sont pas constants , ils varient suivant la forme clinique, suivant le mode et l'étendue de la résection nerveuse.

2° C'est sur l'exophtalmie que les résultats les plus nets paraissent acquis ; le plus souvent, elle diminue ; parfois, elle disparaît.

3° La diminution du goitre est assez fréquente, sa disparition rare ; mais il arrive que ce symptôme ne soit pas modifié.

4° Le plus souvent, la tachycardie diminue ; il est très rare qu'elle disparaisse totalement ; parfois, elle ne subit pas de modifications ; elle peut même augmenter.

5° Il est rare que le tremblement ne soit pas modifié ; en général, il diminue; sa disparition est fréquente.

6° L'état général des malades est le plus souvent amélioré.

7° Il faudrait des résultats plus nombreux, suivis à une plus longue échéance, pour établir la stabilité des résultats.

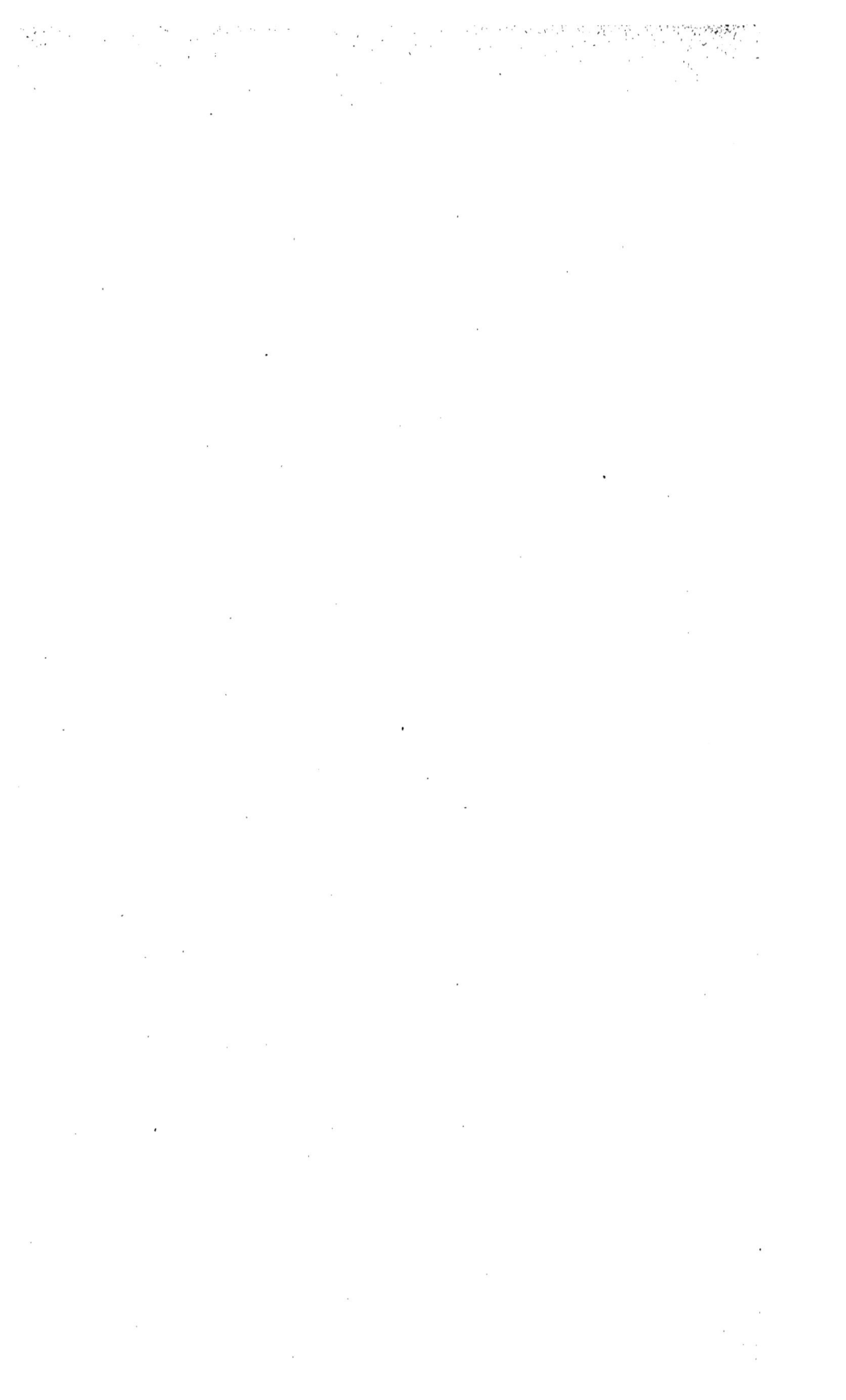

BIBLIOGRAPHIE

ABADIE. — X⁰ Congrès de chirurgie, 1896, *Archives d'ophtalmologie,* 1896, pp. 667-672 ; *Bull. de l'Acad. de Méd.,* juillet 1897 ; *Presse Méd.,* 3 mars 1897, 3 juillet 1897 ; *Rev. de chir.,* 1897, p. 1019 ; Société de Médecine, novembre 1897 ; *Gaz. des Hôp.,* 8 juillet 1897 ; Travaux de Neurologie chirurgicale, p. 231 ; *Bull. Méd.,* 1898, n° 24, p. 275 ; XII⁰ Congrès de chirurgie, 1898 ; Société de biologie, 4 février 1899.

ACHARD. — XIII⁰ Congrès international de médecine interne, section de neurologie. Paris, 1900.

BALUS. — Résection du sympathique cervical dans le traitement du goitre exophtalmique. Thèse Bucarest, 1898.

BERNOUD. — Deux nouveaux cas de maladie de Basedow traités avec succès par la résection du sympathique cervical, *Bull. Méd.,* 1897.

BLED. — Les opérations sur le sympathique dans la maladie de Basedow. Thèse Paris, 1898.

BLOTTIÈRE. — Etude sur les traitements du goitre exophtalmique. Thèse Paris, 1897, *Rev. internat. de méd. et de chir.,* t. IX, pp. 145-148.

BOISSOU. — Interventions sur le sympathique cervical dans la maladie de Basedow. Thèse Paris, 1898.

BRIAU. — Recherches anatomiques et physiologiques sur l'innervation du corps thyroïde. Thèse Lyon, 1898.

CAZAUX. — Indications thérapeutiques dans le goitre exophtalmique. *Gaz. hebd. de méd. et chir.,* 9 avril 1899.

CERKEZ et JUVARA. — Nouvel exemple d'extirpation double du sympathique cervical. *Presse Médicale,* 25 décembre 1897.

CHAUFFARD et QUENU. — Résection bilatérale du sympathique cervical dans un cas de goitre exophtalmique. *Presse Médicale,* 3 juillet 1897.

COMBEMALE et GAUDIER. — Un cas de goitre exophtalmique ; action de la sympathicectomie sur l'exorbitisme et la tachycardie. *Gaz. hebd. de méd. et de chir.,* 24 avril 1898.

COMBEMALE et JONNESCO. — Sympathicectomie dans le goitre exophtalmique. Académie de médecine, 19 avril 1898. *Semaine Médicale,* 1898.

DASTRE. — Grand sympathique et goitre exophtalmique. *Rev. de neurologie,* mai 1899, p. 383.

DEBOVE. — Des effets de la résection du sympathique cervical. Société de biologie, 1899. *Semaine Médicale,* 1899.

DEPAGE. — Rapport à la Société royale des sciences médicales de Bruxelles, 7 novembre 1898.

DUPUY. — Contribution à l'étude pathogénique du goitre exophtalmique. Application au traitement. Thèse Lyon, 1899.

DURAND. — *Province Médicale,* 1897.

FAURE. — Sur la résection totale du sympathique cervical dans le goitre exophtalmique. *Progrès Médical,* 1897, t. VI, p. 226, *Rev. de Chir.,* 1897, t. XVII, p. 1013

FRANÇOIS FRANCK. — Dictionnaire encyclopédique des Sciences médicales, article *Sympathique.* — Signification physiologique de la résection du sympathique dans la maladie de Basedow, Académie de médecine, 23 mai 1899. *Journ. de physiol. et de pathol. générale,* juillet et novembre 1899. — Rapport sur un travail de Floresco et Jonnesco ayant pour titre : *Physiologie du nerf sympathique chez l'homme,* Académie de médecine, 1900.

GAYET. — Un procédé nouveau de traitement du goitre exophtalmique : la section du sympathique cervical, *Lyon Médical,* juillet 1896 et juillet 1897.

GÉRARD MARCHANT et ABADIE. — *Presse Médicale,* 3 juillet 1897.

GÉRARD MARCHANT. — De la résection bilatérale du grand sympathique dans le goitre exophtalmique. Académie de médecine, 27 juin 1897 ; *Gaz. des hôp.,* 1er juillet 1897 ; Société de chirurgie, 26 octobre 1898.

Herbet. — Le sympathique cervical, étude anatomique et chirurgicale. Paris, 1900.

Hussein-Ahmed. — Section du sympathique cervical dans le goitre exophtalmique. Thèse Lyon, 1896.

Jaboulay. — *Lyon Médical*, 22 mars 1896, 31 mai 1896, 14 mars 1897, mai 1897, 31 octobre 1897, 12 février 1898, avril 1898 ; *Presse Médicale*, 1897-1898 ; XI° Congrès de chirurgie, 1897 ; Académie de médecine, septembre 1897 ; Travaux de neurologie chirurgicale, 1898, p. 263.

Jeunet. — Contribution à l'étude du goitre exophtalmique par la section du sympathique cervical. Thèse Paris, 1898.

Jonnesco. — X° Congrès de chirurgie, 1896 ; *Centrablatt für Chirurgie*, 9 janvier 1897 ; *Archives provinciales de chirurgie*, 1897, t. VI, p. 84 ; Académie de médecine, 19 octobre 1897, 19 avril 1898 ; XII° Congrès international de médecine, Moscou, 1897 ; XI° Congrès de chirurgie, 1897 ; *Presse médicale*, 23 octobre 1897, 9 juin 1898 ; XII° Congrès de chirurgie, 1898 ; Travaux de chirurgie, 1899 ; XIII° Congrès international de médecine, section de chirurgie générale, Paris, 1900. — *Archives des sciences médicales*, 1899, t. IV. p. 234.

Juvara. — Technique dans l'intervention sur le sympathique cervical, *Presse Médicale*, 13 septembre 1899.

Lassalle. — Contribution à l'étude du traitement du goitre exophtalmique par la résection du sympathique cervical. Thèse Montpellier, 1897-1898.

Lorentz. — Des interventions sur le sympathique cervical dans le traitement de la maladie de Basedow. Thèse Lyon, 1899.

Mariani. — Résection du grand sympathique cervical pour goitre exophtalmique. *Clinica chirurgica*, 1900, p. 13, traduit et résumé in *Presse Médicale*, 19 mai 1900.

Morat. — Le grand sympathique et le corps thyroïde. *Presse Médicale*, 22 décembre 1897.

Notys. — Contribution au traitement du goitre exophtalmique par la résection bilatérale du sympathique cervical. Th. Lyon, 1898.

Peugniez. — Le traitement des goitres ; un cas de résection bilatérale du sympathique cervical, *Gaz. méd. de Picardie*, 1898, t. XVI, pp. 133-137.

Quénu. — Académie de médecine, 3 avril 1897, *Presse Médicale,* 3 juillet 1897.

Rougé. — Les traitements modernes du goitre exophtalmique, *Bulletin Médical,* 1898, n° 19.

Reclus. — Résection bilatérale du sympathique cervical dans le goitre exophtalmique. Académie de médecine, 22 juin 1897.

Schwartz. — Goitre exophtalmique, résection des deux segments des deux grands sympathiques, grande amélioration. Société de chirurgie, 16 novembre 1898.

Soulié. — Contribution à l'étude de la maladie de Basedow, résection du sympathique cervical, *Archives provinciales de chirurgie,* 1897, t. VI, p. 579.

Témoin. — XII° Congrès de chirurgie, 1898, p. 210.

Valençon. — *Gazette des hôpitaux,* 19 juin 1897.

Vignard. — Traitement du goitre exophtalmique par la section double du sympathique cervical. *Bull. Méd.,* 21 février 1897.

Ziegelman (Mlle). — Pathogénie et traitement de la maladie de Basedow. Thèse Montpellier, 1899.

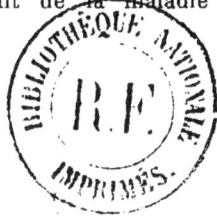

127

www.ingramcontent.com/pod-product-compliance
Lightning Source LLC
Chambersburg PA
CBHW070841210326
41520CB00011B/2298